TRAITEMENT

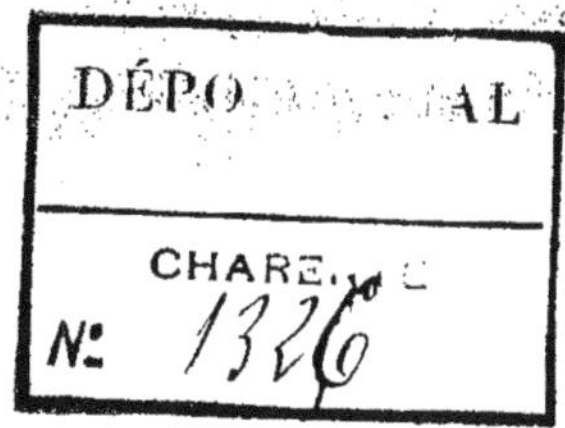

ULCÈRES DE JAMBE

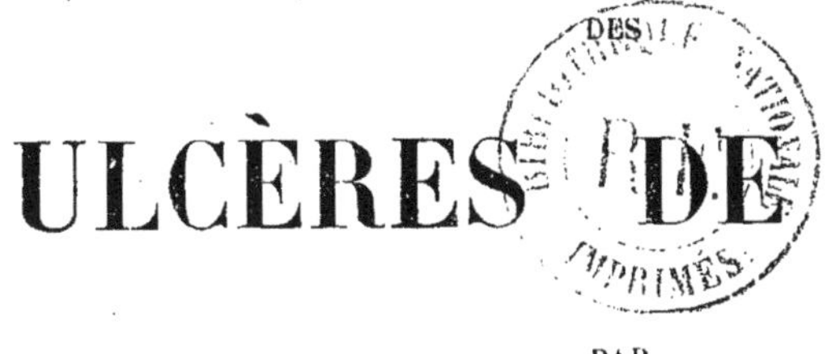

PAR

L'AIR CHAUD

PAR LE

Docteur Léon LEPORCQ

De la Faculté de Médecine de Paris
Ancien Externe des Hôpitaux de Paris
Médaille de Bronze de l'Assistance Publique

PARIS
Librairie Médicale & Scientifique
Jules ROUSSET
1, rue Casimir-Delavigne et 12, rue Monsieur-le-Prince
1910

TRAITEMENT

DES

ULCÈRES DE JAMBE

L'AIR CHAUD

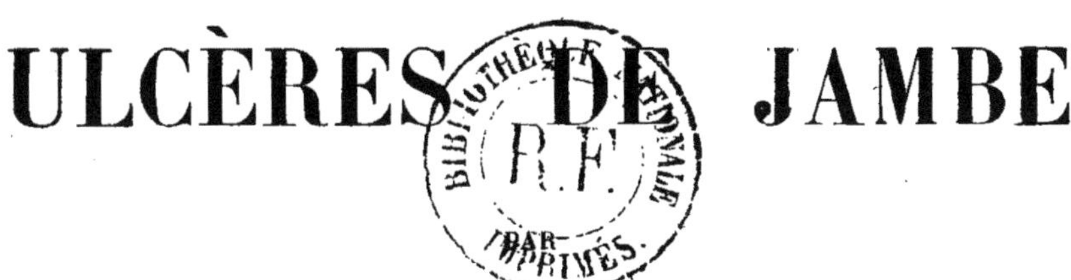

PAR LE

Docteur Léon LEPORCQ

De la Faculté de Médecine de Paris
Ancien Externe des Hôpitaux de Paris
Médaille de Bronze de l'Assistance Publique

PARIS
Librairie Médicale & Scientifique
Jules ROUSSET
1, rue Casimir-Delavigne et 12, rue Monsieur-le-Prince
1910

À MON PÈRE ET A MA MÈRE

*Témoignage d'affection et de
profonde reconnaissance.*

À MA GRAND-MÈRE

A MES MAITRES DANS LES HOPITAUX

MM. LE PROFESSEUR AGRÉGÉ LEJARS, chirurgien de
l'hôpital Saint Antoine.

LE PROFESSEUR AGRÉGÉ MAUCLAIRE, chirurgien
de l'hôpital de la Charité.

LE DOCTEUR ROUTIER, chirurgien de l'hôpital
Necker.

LE PROFESSEUR ROGER, professeur de pathologie
expérimentale et comparée, médecin de l'hôpital de la Charité.

LE DOCTEUR VILLEMIN, chirurgien de l'hôpital
Bretonneau (chirurgie infantile — (Externat 1907-1908).

LE PROFESSEUR AGRÉGÉ LETULLE, médecin de
l'hôpital Boucicaut (Externat 1908-1909).

LE PROFESSEUR AGRÉGÉ PAUL THIÉRY, chirurgien
de l'hôpital Tenon (Externat 1909-1910).

LE DOCTEUR BOISSARD. accoucheur de l'hôpital
Saint-Louis (Externat 1909).

LE PROFESSEUR AGRÉGÉ SICARD, médecin de l'Hôtel-
Dieu (Externat 1910).

A M. le Professeur GAUCHER

Professeur de clinique des Maladies Cutanées et Syphilitiques,
à la Faculté.
Médecin de l'hôpital Saint-Louis
Chevalier de la Légion d'Honneur

*Qui a bien voulu nous faire l'honneur d'accepter la présidence
de cette thèse.*

INTRODUCTION

Au mois de février, dernier, comme nous témoignions,
à M. le professeur, *agrégé*, Thiéry, dont nous étions l'externe à l'hôpital Tenon, tout notre embarras pour faire
choix du sujet de notre thèse, il voulut bien nous conseiller
et c'est sur ses indications, que nous entreprîmes ce travail. Il était tout d'actualité.

La naissance de la bactériologie, et la nouvelle thérapeutique par les sérums, que l'étude de cette nouvelle science
nous a valu, avait enthousiasmé le monde médical tout
entier, et l'avait porté à négliger quelque peu ces médications que nous fournit la bonne nature. Mais, depuis quelques années, on s'est remis à l'étude des agents thérapeutiques naturels, et nous assistons à une véritable renaissance
de la *Physiothérapie*.

Donc, en voulant essayer l'emploi de l'air chaud à la cure des ulcères de jambe, nous agissions en thérapeute
moderne, nous étions dans le 'goût du jour, et notre sujet
prenait par cela même un intérêt de plus, tant vulgaire et
banal soit-il, nous voulons parler de celui que l'actualité confère à toute chose.

N'avait-on pas osé prétendre autrefois, au rôle « curateur » de l'érysipèle dans le traitement de cette affection
(Fehleisen, n'avait pas eraint, pour démontrer la spécifité
de son microbe, d'expérimenter sur une femme âgée
atteinte d'ulcère de jambe, de lui inoculer, et à plusieurs

reprises, une culture pure de streptococcus erysepelatus.

(La pauvre femme d'ailleurs en était morte).Cette méthode en son temps n'avait-elle pas paru intéressante, et des auteurs connus n'en avaient-ils pas discuté la valeur ?

— Cela nous donnait de l'espoir. Notre méthode de traitement par l'air chaud, nous semblait moins coupable, moins dangereuse ; absolument inoffensive, d'accord avec le vieux précepte médical « primum non nocere ». Ne pouvait-elle pas, elle aussi être intéressante ?

Nous pouvions l'espérer, d'autant que nous avions pour nous encourager, pour nous pousser à la tâche, ces beaux résultats publiés chaque jour, obtenus par l'emploi du même agent physique dans le traitement des gangrènes diabétiques (MM. BONAMY, RICARD, DIEULAFOY), dans les ulcérations phagédeniques (MM. ROUTIER, BAZY), dans la gangrène de la verge, par M. le professeur GAÚCHER. Ces résultats avaient été obtenus par l'emploi de douches d'air chaud surchauffé à très haute température.

Alors donc, plein de courage, nous avons entrepris le traitement des ulcères de jambe, par l'air chaud. Nous avons voulu voir, expérimenter ce que l'on pouvait tirer de cette médication dans le traitement de cette affection. Nous avons cherché à opérer avec la plus grande attention. Nous nous sommes servis, pour cela du simple appareil (caisse en bois), que nous avions à notre disposition à l'Hôpital Tenon, et qui procure une atmosphère d'air chaud, marquant 130 degrés au thermomètre. Nous reparlerons, de cet appareil peu compliqué, plus loin.

Nous voulons nous borner, dans ce travail, qui forme le sujet de notre thèse inaugurale à rapporter ce que nous avons vu, ce que nous avons pu noter, et les résultats, que nous avons obtenus, par la technique la plus simple dont nous nous sommes servis, et que nous décrirons.

Nous exposerons le résultat de ces recherches avec toute sincérité, avec toute impartialité, le faisant cependant avec crainte, par peur de trop affirmer à cause de notre jeunesse et de notre peu d'expérience.

Peur ne pas créer d'équivoque, il ne nous paraît pas inutile de rappeler le sens exact de ce terme, d'ulcère de jambe. Chacun sait, qu'à l'heure actuelle, ce terme sans autre qualificatif, entraîne pour la plupart des chirurgiens l'idée d'un trouble trophique, (trouble trophique, existant seul : ulcères trophiques proprement dit, rares), ou étant sous la dépendance d'une diathése préexistante (syphilis-arthritisme), ou d'une tare organique du membre (varices). Pour nous, dans ce travail, il s'applique aux plaies, de plus ou moins grandes dimensions, développées à l'occasion d'un traumatisme, ou d'une lésion cutanée quelconque sur un membre variqueux, qui présente souvent en plus des altérations de dermite plus ou moins graves. Le sujet qui en est porteur, est le plus souvent arthritique, c'est aussi souvent un syphilitique. Il ne sera nullement question, dans notre thèse des cas d'ulcères néoplasiques, ou cancroïdes, ni des ulcères tuberculeux, véritables lupus du membre inférieur que l'on rencontre d'ailleurs rarement en pratique.

CHAPITRE PREMIER

Quelques mots sur les innombrables procédés proposés pour guérir les ulcères de jambe

Si nous voulions donner une revue complète, détaillée des principaux modes de traitement appliqués jusqu'à ces derniers temps à la cure des ulcères de jambe, nous n'aurions pas si vite fait ; un volume de trois cents pages n'y suffirait pas, tellement ils sont nombreux et remarquables par leur diversité.

Cela tient sans doute à ce que les ulcères de jambe sont une affection des plus banales, affection très répandue, qui n'a pas échappé aux observateurs les plus anciens, (l'Iliade ne nous rapporte-t-il pas l'histoire de Téléphe, blessé par le Divin Achille, et dont la plaie dégénéra en un ulcère que le centaure Chiron sut guérir), d'autre part, à ce que tous ces moyens employés étant loin de satisfaire ceux qui s'en servaient : aussi l'espoir d'un remède meilleur en appelait tous les jours de nouveaux.

Si nous consultions la liste des topiques divers appliqués au traitement des ulcères de jambe, depuis l'antiquité jusqu'à nos jours, nous verrions bien vite qu'elle est pour ainsi dire interminable. Dans sa thèse sur le « Traitement méthodique et rationnel des Ulcères de Jambe » (thèse de 1894), le docteur Elie Vaugrente, nous en cite soixante-huit, et

encore il se hâte d'ajouter qu'il est loin de les citer tous. On
conçoit tout l'embarras du praticien, devant une telle abondance de baumes, liqueurs, poudres, onguents à formule
plus ou moins compliquée, lorsqu'il doit choisir la drogue
qui doit guérir son malade. Son choix est grand sans doute,
mais son incertitude aussi, d'autant que tous ces moyens au
dire de leurs innovateurs sont de véritables panacées.

Ce qu'il faut dire aujourd'hui, ce que l'on a le droit de
dire, c'est qu'aucune de ces drogues n'a été le remède rêvé
Quelques-unes seulement méritent qu'on les cite, d'une part
parce qu'on les emploie encore beaucoup aujourd'hui, d'autre part parce qu'elles sont vraiment capables de rendre
de réels services dans le traitement de l'affection banale dont
nous nous occupons. Parmi ces drogues, qui ont acquis,
à juste titre, une certaine confiance dans la thérapeutique
des ulcères de jambe, nous mentionnerons : le nitrate d'ar-
gent (pierre infernale), la pierre divine (sulfate de cuivre) ;
nous dirons que *le Vin et le Vinaigre aromatique*, médicaments appartenant à la vieille pharmacopée bien délaissée
aujourd'hui, méritent encore toute notre estime, ainsi que le
vieil *onguent Styrax* : les deux premiers sont capables de
bien déterger les ulcères, de les faire granuler, le Styrax les
fait bourgeonner.

Toutefois la place d'honneur revient à l'emplâtre de
Vigo. Ce vieux médicament, quoiqu'on puisse lui reprocher
de ne pas être très antiseptique, et de produire la suppuration, n'en est pas moins pour cela un merveilleux agent
pour faire granuler les plaies ulcéreuses, il excite la forma-
tion des bourgeons charnus, et hâte de ce fait la cicatrisation. De plus il favorise l'épidermisation, rendant ainsi

cette cicatrisation définitive. Nous accorderons encore un certain crédit au sous-carbonate de fer, très employé encore dans certains hôpitaux, et disons-le avec succès.

M. le docteur E. Bodin, professeur à l'école de médecine de Rennes, dans un article de date récente (22 avril 1910), qu'il a publié dans le Journal *La Clinique*,intitulé : « Traitement des ulcères de jambe » place cette poudre en première ligne parmi les topiques pulvérulents à employer dans le traitement médical des ulcères de jambe.

Il recommande de mélanger au début le sous-carbonate de fer au talc, dans la proportion de 25 à 50 pour 100, et de ne l'appliquer que si le malade le supporte bien. C'est qu'en effet nous ne pouvons nous empêcher d'ajouter que ce médicament souille le linge, et qu'il est parfois d'une application désagréable.

Comme topique antiseptique, nous avons vu le permanganate de potasse. donner les meilleurs résultats dans certains cas, pendant notre séjour dans les hôpitaux. Nous ne dirons rien des antiseptiques modernes en notre époque de médicaments, dits de « spécialité », il en nait un chaque jour. D'aucuns, paraît-il, sont excellents, à notre humble avis, ils ne valent pas les anciens remèdes plus haut cités ; ils n'ont pas encore, la plupart, suffisamment fait leurs preuves, pour que nous puissions les louer

Les pulvérisations phéniquées, que l'on peut appliquer lorsqu'on se trouve en présence d'ulcères variqueux infectés, que l'on veut nettoyer avant de leur appliquer un autre traitement, donnent quelquefois de très bons résultats. C'est là une méthode, qui fut jadis très employée par le profes seur Verneuil.

L'année dernière, M. le professeur AGRÉGÉ, P. THIÉRY, notre maître, nous a souvent déclaré dans son service de l'hôpital Tenon, que le pansement au Vigo, si suranné qu'il puisse paraître, faisait merveille, que pour sa part il n'en connaissait pas de meilleur. Il témoignait, d'autre part une certaine confiance au Permanganate de Potasse, comme topique antiseptique, et nous l'avons souvent entendu recommander, lorsqu'il s'agissait simplement de déterger l'ulcère, la solution de chlorure de zinc au 1/10, ou même le simple jus de citron.

Quant aux topiques gazeux, chlore à l'état gazeux préconisé à la société de clinique de Londres (25 mai 1894), douches de CO_2 (DEMARQUAY LECONTE), la difficulté de leur application en pratique, les a condamnés et fait rejeter.

Récemment *l'opothérapie* a été aussi essayée dans cette affection, et Menzies, a déclaré avoir obtenu les meilleurs résultats de l'emploi d'une pommade à l'extrait de corps thyroïde, associé au calomel. Nous ne connaissons pas la valeur de ce topique organique, qui est resté un médicament d'exception, et que nous n'avons jamais vu pour notre part employer.

A côté de ces médicamenteux divers, nous placerons *la compression* qui a été considérée de tout temps comme « le topique mécanique » la plus énergique ; on a cherché à réaliser cette compression par les moyens les plus variés.

Ceci nous amène à parler du pansement de l'Anglais Baynton. (1897). Ce pansement, avec bandelettes de diachylon imbriquées est trop classique pour que nous le décrivions.

Il fut introduit en France par Rouxen (1814), et popularisé par Boyer. Ce procédé qui allie la compression à l'occlusion a rendu de grands services dans la thérapeutique des ulcères des jambes, il a été fort en honneur dans les consultations de nos hôpitaux parisiens. En remplaçant le diachylon, par l'emplâtre de Vigo, nous avons encore un excellent pansement compressif et occlusif qui pourra nous être utile à l'occasion.

Le docteur Henry A. Martin de Massachussets a proposé la compression par la bande élastique. Le docteur Krisch (de Breslau) recommanda la compression de l'ulcère par une éponge trempée dans l'eau, puis exprimée, l'ulcère ayant été auparavant comblé par la gaze iodoformée. Il aurait obtenu de cette façon la guérison de cas qui paraissaient désespérés.

Comme autre moyen mécanique de guérison, on a également essayé *le massage*, si en honneur aujourd'hui dans la pratique chirurgicale. M. le docteur E. Erdinger, médecin de marine a fait de ce mode de traitement, le sujet de sa thèse inaugurale. (Thèse de Bordeaux, 1893) : il y rapporte des observations de cas invétérés guéris par ce procédé : le massage n'est pas délaissé, et certains médecins spécialistes l'utilisant encore aujourd'hui en vantent les bons résultats.

A côté de tous ces moyens, peut-on dire, médicaux, on a également préconisé un grand nombre de procédés chirurgicaux.

Les uns rentrent dans le cadre des interventions de petite chirurgie ; nous citerons *la méthode des incisions circonférentielles*, ou procédé de Dolbeau, encore dit circumvallation, qui compte encore dans nos hôpitaux un assez grand nombre de partisans ; le curettage mérite encore d'être signalé.

On a également employé la méthode des greffes, humaines ou empruntées aux animaux, avec ses différentes modalités : greffes cornées, tout à fait ingnifiantes ; greffes épidermiques petites et nombreuses (Reverdin) ; greffes dermo-épidermiques (Ollier, Bulletin, Acad. de médecine 1872), les greffes de Thiersoh. Les autres procédés chirurgicaux, sont du domaine de la grande chirurgie. On a pratiqué l'extirpation de l'ulcère (opération peu employée), mais on a eu surtout recours aux résections veineuses. On pratique de la sorte la cure radicale des varices. Les procédés opératoires employés sont variables ; certains chirurgiens se contentent de lier les veines, d'autres les extirpent ; d'aucuns s'adressent à la veine principale ou à le saphène interne (méthode de Trendelenburg) ; il en est qui ne réséquent que les paquets variqueux, qu'ils supposent cause de l'entretien de l'ulcère.

De nombreux travaux ont été publiés sur ce sujet, et ceux que la question intéresse pourront lire avec beaucoup de fruit, dans le n° de la Tribune médicale du 15 février 1894 une leçon clinique du professeur Tillaux intitulée : « Traitement chirurgical des varices », recueillie par notre maître M. le professeur agrégé Thiéry, qui était alors chef de clinique de M. Tillaux. A propos de cette question des résections veineuses, il nous faut encore citer la mémorable discussion, qui eut lieu à la Société de Chirurgie, pendant la séance du 9 décembre 1891. M. le professeur Quénu y fit un rapport sur une observation de M. Cerné de Rouen, observation intitulée : « Cure radicale des varices contre les ulcères de jambe ». Les chirurgiens les plus autorisés prirent part à la discussion et exposèrent leurs préférences.

A bout de ressources, dans quelques cas incurables d'ulcères calleux entourant toute la jambe, d'ulcères aggravés par des périostites graves chez des jeunes gens, les chirurgiens ont été amenés à pratiquer l'amputation du membre ; c'était là le dernier moyen thérapeutique à employer, mais assurément le plus radical. Hâtons-nous d'ajouter, que l'amputation, pour ulcères de jambe, a été rarement employée.

Tous ces procédés de traitement, tant médicaux que chirurgicaux, dont nous venons de parler, réclament comme adjuvant le repos. Le repos forme la base de tous ces traitements employés. Certains auteurs, ont même été jusqu'à dire, qu'à lui seul, il guérissait les ulcères de jambe, et partant était un mode de traitement.

La médication interne également a été tentée. Dès 1867 (Sayre-*med Times and Gazette* a préconisé l'opium à l'intérieur à doses assez élevées ; on a également donné de la térébenthine, de l'Hamamelis Virginica, L'iodure de potassium a été administré à la dose de 2 à 3 grs. par jour. Cette simple médication interne, a été reconnue insuffisante par presque l'unanimité des auteurs ; notons cependant que l'iodure de potassium. (d'accord avec notre maître Thiéry, qui nous l'a souvent répété l'année dernière) s'il doit être considéré comme insuffisant à lui seul, n'en reste pas moins un très bon adjuvant du traitement local, méthodiquement mené, d'autant que dans bien des cas d'ulcères de jambe, en praticiens avertis, nous sommes en droit de soupçonner la syphilis.

Plus près de nous, on a eu recours aux agent de thérapeutique physique. ARNOLD (thèse de Paris, 1877,) a essayé

l'emploi de l'électricité, et il semble avoir réalisé la possi-
bité de la guérison par ce procédé. MARQUANT (Traitement
des ulcères de jambe par l'effluve électrique, Thèse de Lille 1894) a rapporté un assez grand nombre d'observations
de guérison, avec schémas assez probants. Cependant cette
méthode ne s'est pas vulgarisée. On a essayé également ces
temps derniers, les bains de lumière, la radiothérapie.
l'air chaud et surchauffé qui ont parfois une action des
plus favorables nous déclare M. J. DARIER. dans son précis
de dermatologie.

Après avoir passé en revue ces innombrables procédés de
traitement (et encore n'avons-nous parlé que des principaux, de ceux qui méritent de tenir une place dans l'histoire de la thérapeutique des ulcères de jambe). l'impres-
sion nette que l'on a, c'est qu'il n'existe pas de traitement
idéal de cette affection. Assurément dans la variété il en est
dont on peut tirer le meilleur parti, avec lesquels on peut
assurément obtenir les meilleurs résultats.

Toutefois, à première vue, certaines méthodes, apparaissent nettement *insuffisantes* (telles: la médication interne, le
repos); d'autres (celles qui utilisent les topiques médicamenteux. Parmi eux nous avons signalé ceux qu'il fallait
estimer les meilleurs) d'un emploi facile, fort répandu pour
cela même, ne sont pas sans troubler, nous l'avons déjà dit,
le médecin par leur extrême abondance, qui témoigne de
leur incertitude.

Songeons-nous aux méthodes chirurgicales (greffes, résections veineuses, amputation) ; ce sont là des *interventions,*
qui ne peuvent être tentées que sous l'anesthésie générale;
de plus, elles exigent une certaine pratique, un certain art,

(ne serait-ce, que celui de savoir habilement conduire le bistouri) que tout médecin même savant, est loin de [posséder. Quant aux autres méthodes (massage, électricité, radium, etc.), peuvent seuls en tirer tout le parti qu'il convient, ceux qui sont des spécialistes, et peuvent seuls en bénéficier les malades qui auront facilité de leur [demander ces soins spéciaux.

Ces quelques lignes d'appréciation, après notre bref historique, justifient le titre de notre thèse. Elles légitiment notre désir de voir, ce que l'on peut attendre de l'*emploi de l'air chaud*, pour traiter cette affection, contre laquelle tant de médications antérieures ont déjà été essayées.

CHAPITRE III

Histoire du traitement des ulcères de jambe par la chaleur

Dans cet exposé bref, que nous venons de faire de l'histoire de la thérapeutique des ulcères de jambe, nous avons négligé à dessein de parler du traitement de cette affection, par la chaleur, nous réservant le droit d'en faire un petit chapitre spécial.

Sans doute l'emploi de l'air chaud date seulement de ces dernières années : c'est le remède tout récent, c'est la grande nouveauté. Et cependant est-ce donc là, autre chose, qu'une façon moderne d'utiliser la chaleur, nouvelle façon que nous a valu le progrès, ou pour ceux qui le nient l'ingéniosité des inventeurs. Or l'emploi de la chaleur en thérapeutique médicale est très ancien, aussi vieux, pourrait-on dire, que la médecine elle-même. Il y a longtemps qu'Hippocrate a vanté les bienfaits de la chaleur « elle relâche, dit-il, elle fait fondre, elle dissipe les douleurs, elle soulage dans les frissons, dans les convulsions, dans le tétanos ». Oribase, nous a rapporté la méthode savante, avec laquelle Hérodote administrait jadis les bains de sable.

Lisous AMBROISE PARÉ, et voici que nous apprenons, que le célèbre chirurgien employait : « la réverbération de quelques fers échauffés au feu » en vue d'obtenir la guérison de certaines mauvaises plaies, et il nous rapporte le cas du marquis d'Avret. Ce malheureux marquis avait la cuisse fort « enflée, apostumée, et ulcérée » à la suite d'un coup d'arquebuse, reçu sept mois auparavant, près du genou, et qui avait fracturé l'os. Ambroise Paré, conseilla que l'on applique autour de la jambe des briques chaudes, que l'on arrosait d'une décoction « d'herbes nervales cuites en vin et vinaigre ». Au bout d'un mois de ce traitement le marquis fut guéri.

On peut également lire, dans le tome V des mémoires de l'Académie Royale de chirurgie 1774, un rapport de Faure (Jean François un des plus illustres chirurgiens du 18ᵉᵐᵉ siècle, qui professa à Lyon), intitulé « Sur l'usage de la chaleur actuelle dans le traitement des ulcères », rapport fait en réponse à cette question de l'Académie : « Quels sont les inconvénients qui résultent de l'abus des onguents et emplâtres, et de quelle réforme la pratique est-elle susceptible à cet égard. dans le traitement des ulcères ?... Dans ce travail ce chirurgien exposait un nouveau traitement découvert par lui, parce qu'il appelait « la chaleur à distance ». Il se servait pour cela d'un charbon ardent, et sa technique des plus simples, consistait tout simplement, à approcher et à éloigner l'ulcère « du feu ardent de ce charbon allumé » ; c'est ce qu'il appelait « l'exercice du charbon ardent ». La région malade devait atteindre une température variant de 30 ou 40° Réaumur. Ce chirurgien conseillait également « d'exposer la partie ulcérée à la chaleur du soleil dans le moment que cette chaleur atteint le 33ᵐᵉ degré du thermomètre de M. DE RÉAUMUR ». Dans les pays méridionaux, disait-il encore, on pourra se servir de l'insolation pour terminer la cure des ulcères et même dans les autres régions lorsque la saison le permettra. Il avait donc crée, il y a bientôt cent quarante ans cette fameuse *Héliothérapie*, dont on a tant vanté les succès il y a quelques années, et si en honneur actuellement en Suisse et en Allemagne. On trouve dans ce rapport excessivemeni intéressant, de nombreuses observations de guérisons obtenues par ce procédé. Quantité de panaris, de plaies septiques, de tumeurs indurées ou phlegmoneuses, un cancer du sein, chez la gouvernante d'un prêtre,des ulcères de jambe furent ainsi guéris. Nous rapporterons ici en entier ses trois observations de guérison d'ulcères de jambe, tellement elles nous ont paru instructives.

Observation XVI de son rapport : Le succès complet de ce traitement me procura celui d'un ulcère au pied, dont M.... ne pouvait se débarrasser depuis plusieurs mois ; je fis ôter tout appareil d'onguens et le mis à l'usage de la chaleur instantanée du feu, qu'il s'appliquait lui même, en tenant le charbon avec une pincette ; il fut guéri.

Autre observation. — Ce traitement, pourra peut-être effrayer certaines personnes délicates et pusillanimes, mais l'usage les rassurera. Un saint prêtre, revenant d'une mission, dans le diocèse de St-Paul. fut frappé d'un coup de pied de cheval à la jambe gauche. Ce coup ouvrit deux larges plaies, la plus grande sur le tibia, partie moyenne supérieure et la deuxième moindre un peu plus haut extérieurement. Craignant de ne pas trouver un secours convenable, le malade vint à Avignon à cheval, ce qui donna lieu à l'inflammation, au gonflement etc, On commença par le panser avec quelques onguens, et l'eau végéto-minérale, mais m'ayant fait prier de le voir, je le mis à l'usage de la chaleur instantanée, malgré les accidents susdits, et la gangrène à deux endroits des ulcères répondant aux clous de fer à cheval qui l'avait frappé ; il était sur pied en un peu plus de trois semaines, et il a pu dire là messe au bout de un mois. Ce malade est un de ceux qui a ressenti une fraîcheur agréable, lors de l'exerate du charbon. Aurait-on pu espérer un rétablissement si prompt par le traitement ordinaire, j'en dois douter par la raison qu'il est ici de notoriété générale, que les maux de jambe, ne finissent pas, ce qui peut venir du salpêtre répandu dans l'air, atmosphère corrigée par l'action du feu ».

Autre observation. — *Le Sieur...* marchand de fer était malade depuis longtemps d'un ulcère de jambe ; ces ulcères s'enflammaient de temps en temps et le tourmentaient. Pour se débarrasser il a eu recours à plusieurs personnes de l'art, qui successivement lui ont ordonné de prendre intérieurement tous les remèdes, qu'ils ont cru devoir le soulager. On lui a administré des frictions hydrargyriques, avec grande attention. On a fait des applications de toutes espèces, le tout vainement. Enfin, on a eu recours à moi ; j'ai conseillé la chaleur du charbon ardent et l'insolation ; dans l'espace de deux à trois mois, le malade a été guéri, sans garder le repos, et cesser son commerce, quoique l'un des ulcères fut ouvert depuis seize ou dix-sept ans, et l'autre depuis huit ans.

Un peu plus tard, un médecin de Paris, Jules Guillot, vers 1840, voulut remettre en pratique en les perfectionnant ces méthodes du vieux chirurgien d'Avignon. Il publia son trai_

té « *de l'incubation et de son influence thérapeutique
1840* ».

Il expliquait que l'air ambiant, doit être un puissant modificateur de l'organisme sain, et que de son côté l'organisme malade pourrait bien être heureusement influencé par la température extérieure préalablement modifiée. « Je pensais, disait-il, qu'en soumettant à une espèce d'incubation semblable à l'incubation qui détermine le développement primitif des organes, les tissus désorganisés ou altérés, ces tissus, devraient reprendre toute leur énergie d'organisation ou du moins être placés, dans les meilleures conditions possibles pour se rétablir dans leur état normal. » Il avait remarqué que les plaies à nu, sans pansement, soumises à la température ambiante, n'avaient aucune tendance à la guérison, et qu'au contraire soumises à une température de 30°, elles guérissaient bien plus vite et bien mieux. Se basant sur ces théories, il fit construire des appareils, et il fut un temps où la mode fut aux « *Incubateurs Guyot* ».

Hélas, la polémique s'en mêla, et ce même Guyot, à qui ces idées neuves avaient valu d'abord l'insigne honneur d'être traité de « Rénovateur de la chirurgie », fut bientôt qualifié de « charlatan ».

Les bons effets de la chaleur, appliquée au traitement des ulcères de jambe, on le voit, avaient frappé les chirurgiens. La méthode était originale, et elle s'est fort répandue. Le chirurgien LE FORT (qui fut professeur de clinique chirurgicale à la faculté de Paris au siècle dernier), remarqua (reprenant, sans le savoir, peut-être les idées que le chirurgien Faure d'Avignon, son presque homonyme, avait eu au siècle d'avant), que les plaies arrivaient à se cicatriser, plus

<table>
<tr><td>Leporcq</td><td>2.</td></tr>
</table>

rapidement sous certaines latitudes : aussi pensait-il que la chaleur rayonnante pourrait activer l'évolution des ulcères et favoriser leur épidermisation. Pour obtenir ce résultat, il promenait un réchaud à main à quelque distance de l'ulcère (le réchaud à main, du professeur Le Fort n'était pas tellement différent du charbon ardent tenu par la pincette qu'avait préconisé cent ans auparavant Faure d'Avignon). Ce procédé de Le Fort, ne fit pas fortune et c'est surtout à l'eau chaude ou bouillante que les auteurs ont eu recours.

M. le professeur de clinique chirurgicale Reclus entre autres, est un partisan convaincu des bienfaits de l'eau chaude dans le traitement des ulcères. Ecoutons-le : « Nous ne saurions trop recommander les lotions d'eau très chaude : deux ou trois fois par jour, le membre où siège l'ulcère sera plongé dans un bain dont on élèvera progressivement la température jusqu'à ce qu'elle atteigne 50 ou 55 degrés suivant la plus ou moins grande tolérance du malade ; dans les régions où les bains locaux sont difficilement applicables on mettra sur la surface fongueuse, des compresses imbibées d'eau à 50 et 55 degrés : les séances devront durer au moins de dix minutes à un quart d'heure.

Ces lotions chaudes modifient en très peu de jours la surface de l'ulcère ; il prend une coloration rosée, et son liseré cicatriciel s'accroît d'une manière sensible. Lorsque le branle est donné à l'épidermisation nous insistons sur la compression ».

Le docteur Stéphanon, a également pratiqué à l'hôpita Kalinkine de St-Pétersbourg le traitement des ulcères de jambes et des ulcères syphilitiques par la chaleur. Voic sa manière de faire. Après avoir désinfecté l'ulcère, l'avoir lavé, il le recouvre d'une compresse de tarlatane imbibée d'eau boriquée à 30 degrés, puis d'un taffetas gommé ; ensuite il applique une vessie de caoutchouc, contenant de l'eau à la température que peut supporter le dos de la main. Cette eau doit être renouvelée au moins toutes les heures, cependant 7 à 8 séances par jour peuvent suffire. Et cet auteur de proclamer les bénéfices de cette méthode à laquelle on peut peut-être reprocher d'être assez peu pratique. En quelques jours, déclare-t-il, l'amélioration est remarquable.

La chaleur devint de plus en plus à la mode en Allemagne sous l'influence de la fameuse théorie de BIER sur « *l'Hyperémie et son action thérapeutique* »; en réalité le professeur de Berlin ne faisait que reprendre, développer en savant, ce qui était déjà en germe, dans la théorie de l'incubation de Guyot, dont nous avons parlé plus haut.

Et BIER, TALLERMANN, KLAPP firent construire des appareils et publièrent toute sorte de guérisons.

En 1897 HOLLAENDER (de Berlin), écrit dans la Presse médicale un article sur le « traitement du lupus par les courants d'air chaud » et il publie des guérisons.

L'année suivante, dans le n° de la *Presse médicale* du 10 septembre 1898, JAYLE, qui a inauguré un appareil très simple et très commode nous déclare : « Depuis l'année dernière. j'ai traité par l'air chaud, à l'hôpital Broca un certain nombre d'ulcérations simples ou spécifiques, siégeant en des points différents du corps. Ces malades n'ont jamais été anesthésiés. J'ai eu des insuccès complets, des améliorations, et quelques résultats très heureux ».

Durant ces dernières années. *l'aréothermothérapie,* cette moderne façon d'utiliser la chaleur, dont on connaissait depuis longtemps les bienfaits, qui semble née d'hier et en réalité est vieille comme le monde, est de plus en plus utilisée au traitement des maladies. Chaque semaine, les journaux médicaux, rapportent des cas nouveaux où, jusqu'ici elle n'avait pas encore été tentée, et où cependant, paraît-il, elle fait merveille. Aussi s'ingénie-t-on à présent, à obtenir des appareils de plus en plus perfectionnés.

CHAPITRE III

Description de deux appareils producteurs d'air chaud
pour la cure des ulcères de jambe.

Nous ne nous amuserons pas à passer en revue toute la
série des appareils qui ont été inventés pour faire de l'air
chaud. Il y aurait ici nouvelle matière pour un chapitre
d'historique. On peut les diviser en deux catégories; les uns
placent le membre dans un milieu contenant de l'air chaud ;
ce sont les boîtes. Les autres projettent l'air chaud sur les
ulcères à traiter : ce sont les appareils à douches. Nous ne
discuterons pas non plus sur la valeur des uns et des autres.
Pour ceux qui voudraient plus de détails, nous renvoyons à
la lecture de la thèse du docteur PAUL MARQUIS (thèse de
Paris, mars 1910), où un chapitre tout entier est consacré à
cette étude des appareils. Nous nous contenterons d'en
signaler deux.

Le plus perfectionné à l'heure actuelle, est l'appareil cons-
truit par la maison GAIFFE . Cet appareil est capable de produire de l'air chaud, dont la température oscille entre 60
degrés et 800 degrés. C'est cet appareil que M. le professeur
DIEULAFOY, a décrit dans sa communication faite à L'ACADÉ-
MIE DE MÉDECINE dans la séance du mardi 15 février, sur les
heureux résultats des applications des douches d'air chaud
surchauffé dans un cas de gangrène du pied et de la jambe

chez un homme âgé et diabétique. Cette communication a d'ailleurs été reproduite in extenso dans la Presse médicale du 16 février 1910.

M. le professeur Dieulafoy, a proposé de donner à cet appareil le nom d'*aéro-thermo-générateur*. Laissons d'ailleurs la parole à notre éloquent professeur. « L'appareil en question est facilement transportable ; il peut être alimenté indifféremment, soit par le courant continu, soit par le courant alternatif. Aujourd'hui que l'électricité se trouve à peu près dans toutes les maisons, il est facile de brancher l'appareil sur une source d'électricité...... Dans l'appareil aéro-thermo-générateur, le courant électrique remplit un double but : d'une part il actionne une pompe rotative qui est capable de donner un débit d'air qui va jusqu'à 50 litres par minute sous une pression suffisante ; d'autre part il peut porter jusqu'à une température extrêmement élevée un fil de platine qui est enroulé sur un cylindre en matière réfractaire. Au contact de ce fil de platine vient s'échauffer l'air en circulation. Cet air circulant, surchauffé, destiné à être lancé sous forme de jet sur les tissus sphacélés, s'échappe par un orifice tubulé, qui termine l'appareil de chauffage, que l'opérateur tient à la main. L'opérateur dirige ce jet sur les tissus sphacélés, le tenant, suivant les cas à une distance de 5 à 15 centimètres. Les tissus sains limitrophes de la gangrène sont protégés au moyen des compresses humides.

Le débit de l'air, et le degré de la température sont réglés par deux curseurs indépendants. En poussant l'un de ces curseurs de droite à gauche, on obtient un débit d'air qui va de 15 à 30 litres par minute. En poussant l'autre curseurs de droite à gauche, on obtient des élévations de tem-

pérature, qui vont de la température ambiante jusqu'à 700°.
On peut encore faire varier la température de l'air circulant, en combinant, le jeu des curseurs. Ainsi par exemple à égalité de chauffe, la température de l'air circulant est deux fois plus élevée, si on ne débite que 25 litres au lieu d'en débiter 50. Un pyromètre qui est annexé à l'appareil, permet de connaître la température de la douche d'air. Du reste avec un peu d'habitude, on arrive à régler si bien le jeu des curseurs, qu'on peut à la rigueur se passer du pyromètre ».

Cet appareil est très ingénieux, il n'a, à autre avis, qu'un seul défaut, c'est qu'il est destiné aux spécialistes. Il exige l'emploi de l'électricité, qui sans doute se trouve dans un grand nombre de maisons à Paris, et dans les grandes villes mais ne se trouve pas souvent à la campagne même dans la maison du docteur. Il exige encore l'emploi de l'air comprimé, et on est loin d'en trouver partout. Il est d'un maniement au fond assez délicat, et exige la présence du médecin. Et chose qui n'est pas sans importance, il doit être d'un prix relativement élevé.

Pour toutes ces raisons nous avons voulu décrire l'appareil que nous avions à notre disposition, à l'hôpital Tenon, avec lequel nous avons fait nos expériences, et qui donne des résultats très satisfaisants. C'est une simple boîte en bois, sur une des parois de laquelle est adapté, un tuyau métallique en tôle, coudé à angle droit, terminé en forme d'entonnoir, et sous lequel on place l'appareil de chauffe que l'on a à sa disposition, lampe à alcool, ou bec bunsen.

Le plafond de cette caisse, porte une ou deux ouvertures destinées à assurer la sortie de 'air, il en porte une autre, dans laquelle on place à frottement un thermomètre gradué à 200°.

Cette caisse, que l'on peut ouvrir par un système à chârnière à la façon d'une malle, porte sur une de ces parois latérales, une ouverture circulaire, par laquelles on introduit le membre porteur de l'ulcère. Le côté opposé, porte aussi une ouverture, qui laisse sortir l'extrémité du pied. Ces deux ouvertures sont rembourrées par plusieurs couches de feutre ininflammable, de façon à supporter convenablement la jambe ; autour de ces gouttières sont adaptées des manchettes en feutre, que l'on fixe au moyen d'une courroie en toile autour du membre lorsqu'il est introduit, de façon à rendre l'occlusion plus parfaite. L'intérieur de cette caisse est tapissée par une toile ignifugée au silicate de potassium, et on y a disposé une petite plaque de bois également ignifugée, qui fait écran, et empêche l'air chaud, d'arriver trop directement sur la partie à traiter. Cet appareil, dont nous donnons le schéma, s'il n'est pas un appareil savant, a le mérite d'être très peu compliqué, il est d'un emploi facile. On trouve actuellement ces appareils tout faits dans le commerce, tous les fabricants en vendent sous le nom de « *boîtes de Bier* ». Il n'est pas cher, quarante ou 45 francs en font les frais. Le médecin de campagne lui-même, s'il veut essayer cet appareil le fera facilement construire par quelque menuisier, encore à meilleur compte.

Il n'aura qu'à lui fournir les indications nécessaires, et pour cela il lira dans la *Presse médicale* de 1908, page 80, quelques notes du docteur L. Dorey ; il apprendra ainsi que l'on peut obtenir une excellente étuve à air chaud, avec une caisse construite en bois très sec (aulne ou peuplier, se méfier des bois résineux comme le sapin). *rendu ignifuge* par un badigeonnage au *silicate de potassium* et tapissé intérieurement d'une étoffe grossière également silicatée. Restent quelques trous à percer au plafond de cette boîte, l'un pour le passage du thermomètre à 200° dont il se munira, d'autres pour le passage de l'air, il n'y a plus qu'à emmancher sur une des parois de cette caisse un tuyau de tôle confectionné par un serrurier, et l'on est en possession d'un appareil tout à fait suffisant, qui pourra donner d'excellents résultats

Quant aux dimensions qu'il couvient de donner à cette caisse, nous fixerons un peu les idées en disant que celle avec laquelle nous avons opéré, dans tous les cas, mesurait à peu près 40 centimètres pour ses 3 dimensions.

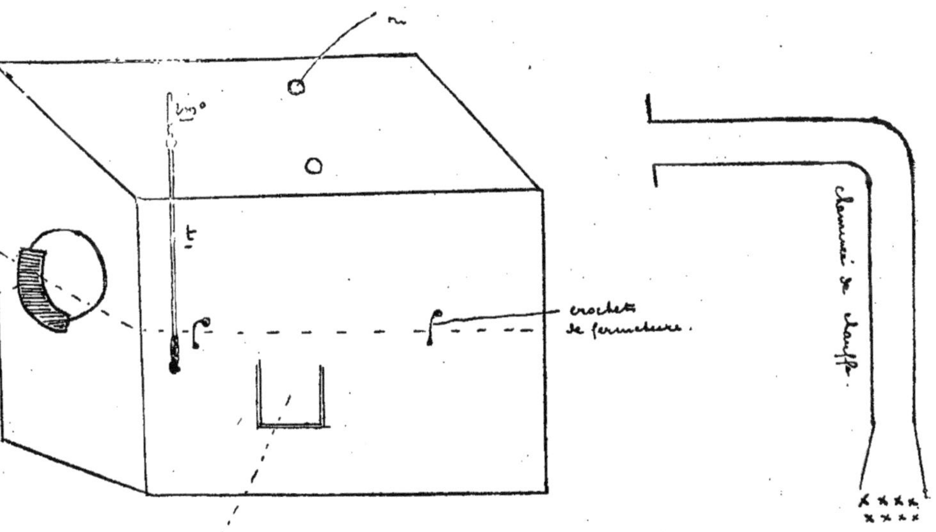

Fig. 1

Schéma de l'appareil dont nous nous sommes servis. — Répandu dans le commerce
sous le nom de Boîte-de-Bier.

CHAPITRE IV

Technique du traitement des ulcères de jambe
par l'air chaud.

Voici comment nous avons procédé pour soigner les ulcères de jambe dont nous rapportons plus loin les observations.

La boîte à air chaud ouverte est placée sur un escabeau. La source de chaleur est actionnée. En face, le malade est installé aussi confortablement que possible sur une chaise. Nous introduisons à l'intérieur de la boîte, le membre porteur de l'ulcère, nous le calons convenablement dans les gouttières destinées à cet usage.

Nous refermons la boîte.

On peut introduire le membre dans l'appareil soit entièrement soit *recouvert d'une légère couche de ouate ordinaire*, ou encore avec son pansement au niveau de l'ulcère, et une couche de ouate au-dessus et au-dessous de ce pansement.

Nous avons essayé ces 3 manières de faire. Nous n'avons jamais eu une seule brûlure. Toutefois, lorsqu'on introduit le membre nu dans l'appareil, il faut faire un peu plus attention au malade, pendant la durée de l'application, il faut rester auprès de lui, ne pas laisser dépasser au thermomètre qui plonge dans l'étuve plus de 120 degrés. En effet au-dessus de cette température, vers 135 degrés, la malade commence à se plaindre et déclare ressentir une sensation de brûlure, même s'il a la jambe protégée par son pansement et de l'ouate.

Donc comme règle générale à toujours suivre, le thermomètre ne doit pas dépasser 120 degrés, si la jambe est nue dans l'appareil, on peut aller jusqu'à 130°, si elle est protégée, à la façon dont nous l'avons indiqué.

Pour ne pas aller au delà de ces températures marquées, au thermomètre, il n'y aura, lorsqu'elles seront atteintes, qu'à baisser, à règler la flamme de la source de chaleur ; rien de plus simple.

Pour nous, nous préférons introduire le *membre pansé et protégé au dessus et au dessous de son pansement par une légère couche de ouate*. Cela dispense de surveiller autant le malade, de cette façon on est sûr de ne jamais le brûler. Le malade s'habitue ainsi plus facilement au traitement, il a moins d'appréhension, que lors des premières applications. Il n'y a pas d'ailleurs aucun avantage, à notre avis à mettre le membre nu dans l'appareil. Il faut avoir soin également *de recouvrir l'extrémité des doigts de pied avec un petit capuchon de feutre ignifugé* ; cette région est extrêmement sensible, et les malades accusent une grande douleur. à la moindre sensation de chaleur un peu vive. Si on n'a pas à sa disposition, ce petit capuchon, on les recouvre simplement d'une bonne couche de ouate ordinaire. Voilà les quelques précautions à prendre pour introduire le membre dans l'appareil.

Il y est. Nous allons *l'y laisser une demi-heure*. Le thermomètre monte progressivement, au bout de 10 minutes il est à 120 degrés. C'est la bonne température, à laquelle nous voulons soumettre le membre. Généralement cette température se maintient d'elle-même ; elle oscille entre 120 et 130 degrés dans la boite sans dépasser cette dernière température dans les dernières 20 minutes de l'application, sans qu'on ait le plus souvent besoin de toucher à l'appareil de chauffe. On jettera cependant, par prudence de temps en temps un coup d'œil sur le thermomètre, et le praticien n'oubliera pas, qu'il doit rester auprès de son malade, s'il a voulu introduire la jambe nue dans l'appareil.

On répètera ces *séances d'une demi-heure tous les jours qui suivront*, jusqu'à guérison de l'ulcère. Notons en passant, qu'il faut de préférence appliquer le traitement *avant les repas*.

Nous nous sommes rendu compte des effets immédiats produits par l'air chaud sur le membre aux différentes températures, voici ce que nous avons constaté. Lorsque le thermomètre marque 50 degrés, le membre est moite. De 70 degrés à 100 degrés il transpire abondamment. De 100 à 130 degrés la transpiration est stationnaire. On peut encore noter une légère rubéfaction, très légère de la jambe à la sortie de l'appareil. C'est tout.

En général les malades, supportent très bien ces applications. D'après certains auteurs, elles amènent cependant quelquefois des troubles généraux, qui se traduisent par une légère élévation de la température, l'accélération du pouls et de la repiration, une sudation généralisée et pénible ; on note encore des maux de tête ; certains malades accusent de la fatigue, de la dépression ; d'aucuns peuvent s'évanouir. Pour notre part, nous devons avouer, qu'une de nos malades (Observation V) en traitement a présenté de l'œdème des membres inférieurs, et fait une crise de subasystolie.

Mais nous sommes convaincu, que le traitement ne fut pour rien dans cet état grave. Cette malade était une albuminurique, une cardiaque, elle mangeait et buvait comme tout le monde ; notre seul tort fut de ne pas l'avoir auscultée avant le traitement, et ne pas avoir pratiqué un examen de ses urines. A part ce cas, et nous le déclarons en toute franchise, nous n'avons jamais noté un seul des autres troubles signalés plus haut. Nous n'en tirons pas moins la conclusion, qu'ici, comme avec beaucoup de traitements, il faut agir avec prudence. et que ce sera une sage précaution d'ausculter le cœur du malade auquel on va appliquer le traitement, et aussi de pratiquer l'examen de ses urines.

AUTRES SOINS QUE NÉCESSITE LE TRAITEMENT.

Le traitement des ulcères des jambes par l'air chaud se suffit à lui seul, nous n'hésiterons pas à l'affirmer dans nos conclusions.

Pour ce qui est *des pansements*, voici notre façon de faire.

Nous les faisons, soit avec des compresses sèches, soit avec des compressses trempées dans l'eau bouillie et exprimées. Ils *sont renouvelés tous les 2 jours*. Il convient de ne pas les faire garder plus longtemps au malade. On est habitué à faire des pansements rares, dans le traitement des ulcères de jambe, chaque praticien a toujours présent à sa mémoire le vieux précepte d'AMBROISE PARÉ à savoir qu'on « ne doit pas déshabiller trop souvent les ulcères ».Sans doute ce précepte est excellent pour les pansements compressifs au diachylon, au Vigo. Ici il ne convient pas. Nous avons expérimenté, nous avons essayé de laisser le pansement plus longtemps. Nous les avons fait garder 4 jours. Les résultats obtenus en pareil cas, étaient moins bons. Le pus augmentait. La peau macérait. L'air chaud, ce merveilleux agent actuel hyperhémiant, s'il améliore le mauvais état de nutrition, qui rend si difficile la guérison des ulcères de jambe, en « dilatant les capillaires, ainsi que nous l'explique M. le professeur CHANTEMESSE, en facilitant la diapédèse, en activant les mouvements amboïdes des leucocytes, en exaltant la phagocytose, en un mot en augmentant la puissance des procédés de défense naturelle de l'organisme », active encore toutes les sécrétions, favorise toutes les éliminations, si importantes à obtenir au niveau de plaies ulcéreuses.

Il est bien évident que si on laisse ces exsudats, ces produits de déchet, séjourner au contact de la plaie ils ne pourront que nuire. Aussi nous formulons, comme une loi, du traitement, qu'il est indispensable de renouveler ce pansement au plus tard *tous les deux jours*, si l'on veut obtenir les résultats désirés. Faisons encore quelques recommandations. Il arrivera bien souvent que la première compresse appliquée sur l'ulcère, sera collée et très adhérente à la plaie ; il faudra chercher à l'enlever doucement. On aidera à ce décollement en faisant tomber quelques gouttes d'eau oxygénée sur cette compresse. Le chirurgien FAURE d'Avignon, dont nous avons déjà vanté la remarquable mémoire sur le traitement des ulcères de jambe par la chaleur, recommandait qu'on fit usage « d'un velu ou d'un papier huilé, pour éviter le collement ou frottement ». De plus, en

effet il convient de ne pas frotter sur la plaie » sous le pre-
texte louable de la vouloir mieux nettoyer. Il faut l'essorer,
l'éponger doucement avec une compresse, il faut surtout éviter ces frottements au niveau des bords de l'ulcère, où prend
naissance la membrane de cicatrisation. Cette membrane
se présente sous la forme d'une mince pellicule blanc bleuâtre, très fine, analogue à la membrane coquillère de l'œuf
Il faut la bien connaître, savoir la voir, pour ne pas la
détruire ; c'est d'elle que dépend la cicatrisation de l'ulcère.
Parfois encore, il faudra ménager les croûtes qui se sont for-
mées à la périphérie de l'ulcère. C'est là un mode de cicatrisation de l'ulcère. En les enlevant doucement à la pince,
on constate souvent que l'ulcère au-dessous est cicatrisé.

Nous n'avons pas essayé le velu, ou le papier huilé du
chirurgien Faure ; il serait très avantageux de posséder cet
objet de pansement capable d'isoler notre ulcère des compresses avec lesquelles nous le pansons Sans doute, nous
avons bien pensé qu'à la rigueur ont pourrait *réaliser des
cloches aseptiques en verre*, dans lesquelles il serait facile
d'introduire et de faire reposer la jambe.

Elles serviraient également à son exposition au soleil une
ou deux heures par jour : on pourrait de la sorte *combiner
le traitement par l'air chaud et l'héliothérapie*, ce qui don-
nerait des résultats excellents. Mais, on va nous objecter
avec raison, que ce seraient là des instruments bien peu
pratiques, et qui condamneraient au repos absolu, les
malades en traitement.

Or c'est précisément un des gros avantages du traitement
par l'air chaud, à savoir qu'il ne nécessite pas le repos,
comme adjuvant. Nous n'avons traité que des cas d'ulcères

étendus, invétérés ; aussi avons-nous jugé bon de recommander à nos malades le repos au début du traitement. Après quelques jours, ils ont pu se lever, venir eux-mêmes dans la salle où nous les chauffions, se promener, s'occuper dans la salle de l'Hôpital. Le malade, dont l'histoire forme la matière de notre septième observation, et que nous avons revu il y a quelques jours, nous a déclaré qu'il restait debout toute la journée ; il n'en continue pas moins à être en excellente voie de guérison. Pour les petits ulcères, ce repos même du début n'est pas du tout indispensable. Les deux observations que nous rapportons, et qui sont empruntés à la thèse du docteur Marquis en font foi.

Telle est la technique fort simple de traitement par l'air chaud que nous proposons. Nous devrions maintenant exposer les résultats que nous avons obtenus avec cette méthode, et en montrer les avantages. Nous les dirons en formulant un peu longuement nos conclusions, qui au fond n'en seront que l'exposé le plus exact, le plus impartial.

OBSERVATION I. (*personnelle*).

Antoinette G..., 56 ans, blanchisseuse, entre à l'hôpital Tenon le 16 mars 1910, salle Delessert, pour faire soigner trois ulcères variqueux, de la jambe gauche.

La malade, interrogée, déclare n'avoir jamais eu aucune maladie vénérienne. Nous l'examinons avec soin, et nous ne trouvons rien qui puisse faire songer à la syphilis. Aucune fausse couche.

A l'âge de 22 ans, la malade devient enceinte, apparaissent alors de volumineuses varices, toutefois pas d'ulcère.

Lors de la 2e grossesse; (la malade la alors 25 ans), elle voit apparaître des ulcères aux 2 jambes. Elle accouche à la maternité du Boulevard de Port Royal; où on lui soigne et où on lui guérit ces ulcères par des attouchements au chlorure de zinç. Trente mois après, nouveaux ulcères, aux 2 jambes, à l'occasion du 3e accouchement. (soins et guérison en 15 jours., maternité de Port Royal). En 1884, la malade devient pour la 4e fois enceinte, et pendant les 4 derniers mois de sa grossesse, elle a un ulcère à la jambe droite, qui après avoir duré 4 mois et demi ,guérit sitôt accouchée. Il y a douze ans, apparition d'un nouvel ulcère à la jambe gauche, qui guérit, s'ouvre à nouveau, guérit encore et pour lequel elle reçoit des soins; à différentes reprises à l'hôpital Saint-Louis.

Il y a 9 mois, la malade a vu réapparaître l'ulcère.

ÉTAT ACTUEL DE LA JAMBE GAUCHE. Actuellement la malade porte à la jambe 3 ulcérations, l'une au niveau de l'union du tiers supérieur et du tiers moyen, face antéro-interne du tibia, la première date; une deuxième ulcération à la région moyenne de la jambe, à cheval sur la crête tibiale; une troisième sur la région dorsale externe du pied. (Pour les différentes dimensions de ces trois ulcères, s'en reporter aux schéma. Nous avons pris ces mesures au compas).

Les bords de ces trois ulcérations sont taillés à pic. Aucun décollement. Sur aucun d'eux on ne trouve de liseré épidermique, à la périphérie des ulcères, qui indiquerait tendance à la cicatrisation. Les bords, ne sont ni tuméfiés, ni œdémateux. Le fond des ulcères est irrégulier, il présente des mamélons mous, saignants, avec quelques godets jaunâtres de dis-

Leporcq   3

tance en distance, Il y a du pus abondamment dans les pansements.

Au pourtour de ces ulcérations, la peau est brune, pigmentée, bronzée, et on voit nombreuses squames, épidermiques, crouteuses ,sous lesquelles on aperçoit du pus stagnant.

On commence le chauffage le vendredi 25 mars.

(Dans le cours de la fin de cette observation, nous désignerons pour faciliter la description, les 3 ulcères en allant de haut en bas de la jambe, par les lettres A, B, C).

28 mars. — Amélioration très notable. Le pus a diminué.

Collerette épidermique, au pourtour de l'ulcère A ; l'ulcère B a déjà de beaux bourgeons ; l'ulcère C, a des bourgeons exubérants.

1er avril. — Pas grand changement. Bourgeons saillants en A, l'ulcère B s'est rétréci par ses bords, de façon appréciable. En C, bourgeons saillants, état stationnaire.

13 avril. — L'ulcère A, a beaucoup diminué, les bourgeons ont un aspect superbe, au niveau de la partie moyenne, un point de cicatrisation de 1 centimètre, il n'y a plus que la partie supérieure et la partie inférieure à cicatriser.

L'ulcère B est guéri.

L'ulcère C, est stationnaire, ne bouge pas du tout, et présente des bourgeons charnus exhubérants.

15 avril. — Etat stationnaire pour A.

Bien meilleur état de B, guéri par la cicatrisation sous-crustacée.

Etat stationnaire pour C.

20 avril. — A est presque complètement cicatrisé, il ne reste plus que trois petites zônes à cicatriser.

B, s'est rouvert, et a repris des dimensions plus grandes qu'avant de commencer le traitement. On soupçonne, avec notre maître Thiéry, des lésions de grattage, car la malade se trouve très bien à l'hôpital.

C a légèrement diminué à la périphérie, mais présente toujours des bourgeons charnus exubérants.

30 avril. — Amélioration générale, en A, il ne reste plus en haut que deux zones, de la largeur de quelques millimètres à combler.

En B, toute la zone inférieure de l'ulcère est à nouveau comblée.

En C, diminution périphérique de l'ulcère.

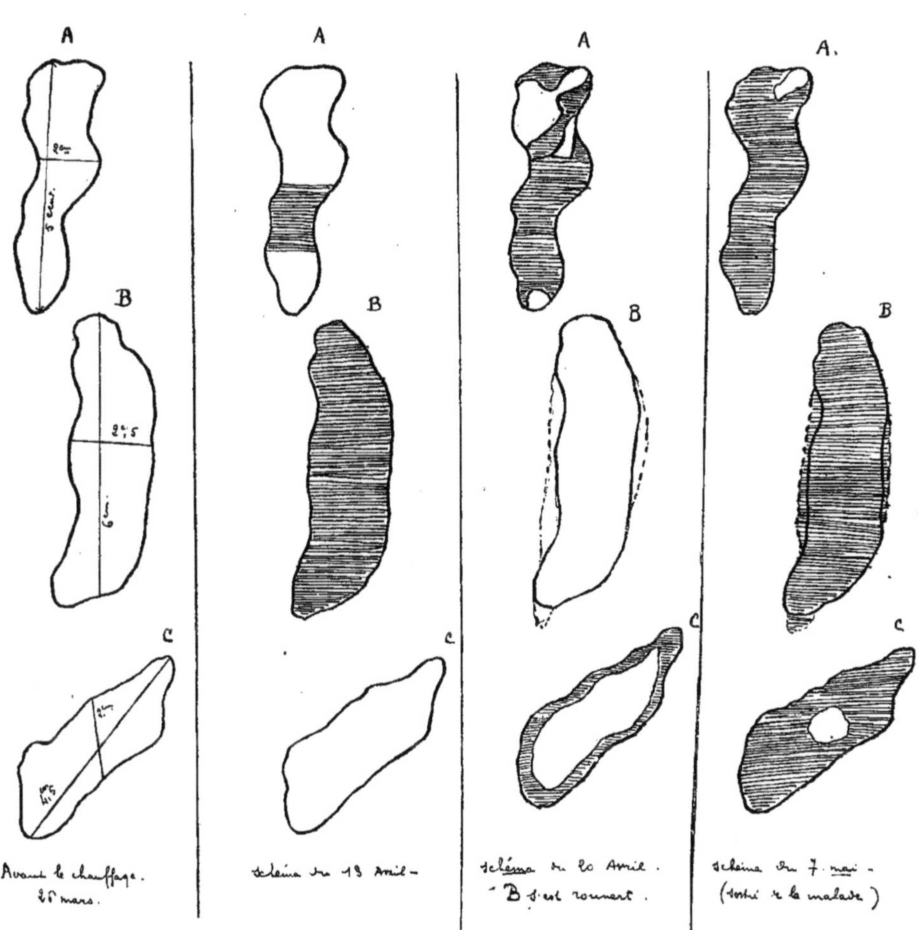

Fig. II.

Observation I (*personnelle*). — Schémas. — Les hachures indiquent la cicatrisation

7 mai 1910 — On fait la malade sortante, car elle est à peu près guérie, et on a besoin de lits :

L'ulcère *A* est presque guéri, tout en haut, encore un petit point de quelques millimètres à cicatriser.

L'ulcère *B*, est presque cicatrisé lui aussi.

C'est très retracé ,et ne présente plus qu'un centimètre à cicatriser.

Le malade, à qui nous avions demandé de venir se faire chauffer, n' est pas revenue. Elle était furieuse, qu'on l'ait renvoyée chez elle. C'est une habituée des hôpitaux, qui sé gratte, quand elle est guérie ,pour être hospitalisée plus longtemps.

Nous avons fait les pansements de cette malade tous les 2 jours avec des compresses trempées dans l'eau bouillie et exprimés. Aucune médication interne. Repos relatif. La malade, au bout de quelques jours se levait pour faire son lit, vaquait dans la salle.

OBSERVATION II. (in thèse MARQUIS).

Mme D..., femme de ménage, âgée de 53 ans, présente à la face interne de la jambe droite, un ulcère variqueux, peu profond, grand comme une pièce de 2 francs; qui date d'un an. La malade en souffre beaucoup.

Le *20 septembre 1909*, elle est douchée pour la première fois, et à partir de ce jour, les douleurs diminuent, pour cesser 3 ou 4 jours plus tard. La malade continue à vaquer à ses occupations, et fait même toujours debout, des travaux assez durs. Elle vient s'exposer tous les jours aux douches d'air 3/4 d'heure par jour, en une seule séance, et le 5 octobre, la cicatrisation est complète.

OBSERVATION III. (*personnelle*).

Mme Marie D..., 62 ans, ménagère, entre à l'hôpital Tenon, le 11 avril 1910, Salle Delessert, pour un ulcère variqueux de la jambe gauche.

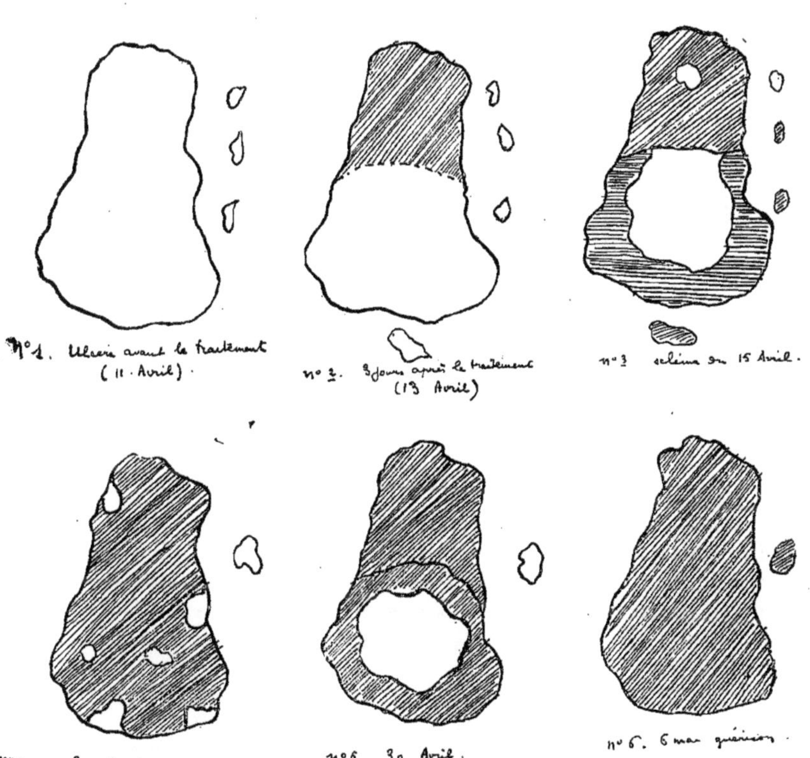

Fig. III

Observation III (*personnelle*).— Schémas.

La malade a eu douze enfants, elle n'a jamais eu que de légères varices aux deux jambes lors de ses grossesses.

Elle a eu un premier ulcère à la jambe gauche, il y a 5 ans. Cet ulcère occupait déjà la région malléolaire interne, elle a été soignée à l'hôpital Saint-Louis, et guérie en 4 semaines, Un an après, la malade a eu un nouvel ulcère, siégeant au même endroit' qu'elle a fait soigner à Saint-Louis également. Après 4 ou 5 semaines de séjour à l'hôpital, et des pansements à l'emplâtre de Vigo, elle est sortie guérie. Pendant 3 ans, la malade n'a pas eu de nouvel ulcère.

Aujourd'hui, 11 avril, nous apercevons un ulcère, qui recouvre en grande partie la région malléolaire interne de la jambe gauche,; on constate également quelques petites érosions ulcéreuses, le long de la crête tibiale à la partie toute inférieure. Nous reproduisons le schéma de l'ulcère mesure au compas. Pas de suppuration abondante mais bourgeons pâles et atones. Nous commençons le traitement le 11 avril.

13 avril. — La malade a été chauffée trois fois seulement; toute la partie supérieure de l'ulcère est cicatrisée; cette cicatrisation excessivement rapide s'était opérée par le mode sous crustacé; ce n'est qu'après avoir enlevé à la pince, et le plus délicatement possible, les croûtes jaunâtres, qui recouvraient cette portion de l'ulcère, que nous avons constaté cette cicatrisation (schéma no 2).

15 avril. — La partie inférieure de l'ulcère, commence elle aussi à se cicatriser à la périphérie. Une toute petite ulcération s'est reformée dans la partie supérieure si rapidement cicatrisée. (schéma no 3).

20 avril. — L'ulcère est presque en entier cicatrisé, reste de ci ,de là, quelques petites ulcérations, à bords déchiquetés, à peine de un demi-centimètre chacune. (schéma no 4).

D'ici quelques jours nous comptons voir sortir la malade.

30 avril. — L'ulcère qui s'est rouvert, nous ne savons pourquoi, a repris à peu près les dimensions d'une pièce de 2 francs. (schéma no 5).

7 mai. — La malade est complètement guérie, on la fait sortante.

La malade a été pansée, pendant tout le traitement, avec de simples compresses trempées dans l'eau bouillie et ex-

primées. Pansement fait tous les 2 jours. Aucune médication
interne. Repos relatif.

OBSERVATION IV. (In thèse MARQUIS).

Mme Y..., âgée de 45 ans, cuisinière porte sur la jambe
droite un ulcère variqueux qui a une dimension un peu plus
qu'une pièce de 1 franc. Le début remonte à 6 mois, à
la suite de grattages déterminés par un prurit intense des deux
jambes.

Le 15 novembre 1909, elle est soumise à l'action des douches d'air), les démangeaisons disparaissent; la malade qui
a continué à travailler, pendant tout le traitement est guérie
le 3 décembre.

OBSERVATION V. (*personnelle*).

V... Elisa, âgée de 54 ans, journalière habitant aux Lilas,
entre à l'hôpital Tenon, le 11 avril, 1910, Salle Delessert,
pour un ulcère de la jambe gauche.

Rien de particulier dans les antécédents. La malade n'a jamais eu d'enfants.

En février 1909, à la suite d'une légère écorchure, la malade
a déjà eu, un ulcère au niveau de la malléole interne gauche.
Elle a déjà été soignée ici à l'hôpital à cette époque, salle
Collin, dans le service du docteur Hudelo. Elle y est restée
3 mois et demi, est sortie guérie (soignée avec des compressés
humides, et l'emplâtre rouge de Vidal).

. En novembre 1909, réapparition d'un nouvel ulcère, au
même endroit, La malade, est restée jusqu'ici chez elle, et
s'est soignée elle-même avec de l'emplâtre rouge.

Actuellement, la malade porte un énorme ulcère, qui a rongé
toute la malléole interne et empiète sur la région antéro-interne
de la jambe. Il est intéressant à noter, en vue du traitement,
que ce large ulcère, est surplombé, par un bord calleux très
épais. Aucun bourgeon charnu, le fond de l'ulcère est creux;
il est très pâle, absolument atone, à la périphérie, aucun liseré
épidermique de cicatrisation. Suppuration très abondante.

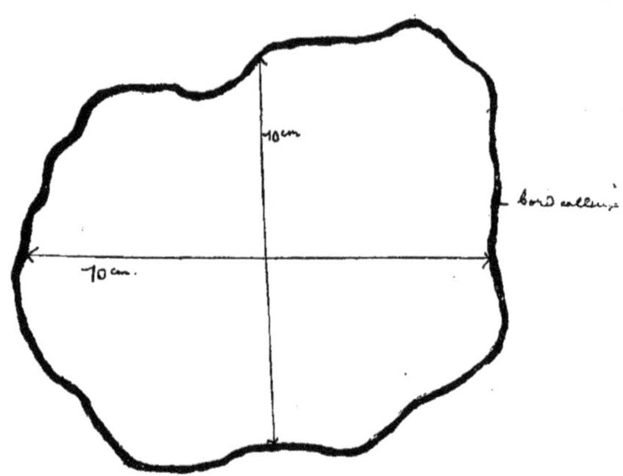

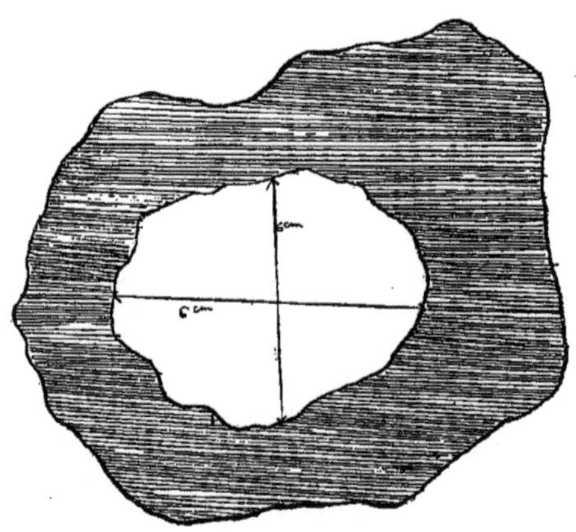

FIG. IV.

OBSERVATION V. *(personnelle)*

Notons que la malade est recouverte de placards de psoriasis par tout le corps.

15 avril. — La malade n'a été chauffée que deux fois, et pansée à l'eau bouillie, En regardant avec beaucoup d'attention, on note déjà l'apparition de la pellicule épidermisante à la périphérie de l'ulcère, sur sur la partie droite de l'ulcère.

Suppuration abondante encore, pansement très imbibé.

20 avril. — La teinte de l'ulcère est changée. De légers bourgeons rouges apparaissent. Le fond de l'ulcère commence à granuler, et à la périphérie on constate un beau liseré blanchâtre épidermique.

L'amélioration est très notable. La suppuration a diminué, mais est encore relativement abondante.

30 avril. — L'ulcère s'est retréci de 2 centimètres de la périphérie au centre, La plaie présente actuellement dés béaux bourgeons charnus. Le bourrelet calleux de l'ulcère s'est aplati, pourrait-on diré. Nous sommes tellement frappé de l'amélioration, que nous demandons à notre chef de service, qui n'a pas revu l'ulcère depuis son entrée à l'hôpital, de venir le le voir. Il constate avec nous, la grande amélioration.

3 mai. — L'ulcère est considérablement rétréci, nous avons gagné 4 centimètres de cicatrisation.

Malheureusement ,la malade fait une poussée très inflammatoire du côté de son psoriasis. Elle présente des plaques très rouges, très enflammées par tout le corps, avec lymphangite. Les jambes, les cuisses, les grandes lèvres enflent considérablement .Nous constatons de l'albumine dans les urines; et un cœur un peu affolé, où nous ne pouvons rien déceler de précis par l'auscultation. Nous nous reprochons de ne pas avoir ausculté la malade, avant le traitement. La malade qui est gâteuse, (elle fait tout sous elle), semble très déprimée, et en menace d'asystolie. Son mari, qui vient la voir ce jour-là, décide de l'emmener chez lui.

OBSERVATION VI.

M. ROUTIER, — Ulcérations trophiques guéries par l'air chaud. (*Société de chirurgie.* 19 mai 1909).

Le 11 février 1904, je pratiquai à cette femme âgée de 37 ans, l'amputation de la jambe au lieu d'élection pour la débarrasser d'un pied tout déformé par suite d'une paralysie infantile, sur lequel elle ne pouvait plus marcher, car il était couvert ainsi que le tiers inférieur de la jambe par des ulcérations., que rien n'avait pu modifier depuis 18 mois.

Le 18 mars, elle sortait absolument cicatrisée, et marchait avec un pilon.

Elle est revenue dans mon service le 8 février 1909.

Son moignon était douloureux, éléphantiasique et présentait une ulcération que ne recouvraient pas les deux mains réunies

Le docteur Vignat, me proposa de la traiter par des douches d'air chaud, ce que j'acceptai. Aujourd'hui 7 mai le moignon est souple., insolent et cicatrisé.

Je crois que nous ne serions pas arrivé à ce résultat avec un pansement ordinaire.

N. B. —On pourra objecter, qu'il ne s'agit pas ici d'ulcère de jambe, et que d'ailleurs cette guérison à été obtenué avec des douches d'air surchauffé. Sans doute, et nous le savons parfaitement. Elle est intéressante surtout pour ceux qui disposeront d'appareils producteurs d'air chaud, à température élevée.

OBSERVATION VII. (*personnelle*).

N.... Charles, 57 ans, cultivateur, à Brie-Comte-Robert; entre à l'hôpital Tenon, Salle Montyon, Lit n° 3; le 28 février 1910 pour un ulcère variqueux de la jambe droite.

Bonne santé antérieure. Le malade interrogé déclare n'avoir jamais eu la syphilis. Pas d'éthylisme. Il y a 29 ans, le malade a eu la jambe écrasée par un wagonnet, et une fracture ouverte au niveau du tiers moyen. Il fut soigné à l'hôpital militaire de Vincennes. Appareil plâtré pendant 3 mois. A la sortie de l'appareil la fracture était consolidée, mais il restait une plaie. On fit des greffes, et la plaie guérit en un mois et demi; le malade encore impotent sort guéri de l'hôpital 13 mois après son entrée.

Trois ans après, apparition d'une petite plaie (50 centimes) sur la face interne de la jambe, au niveau de l'ancien foyer

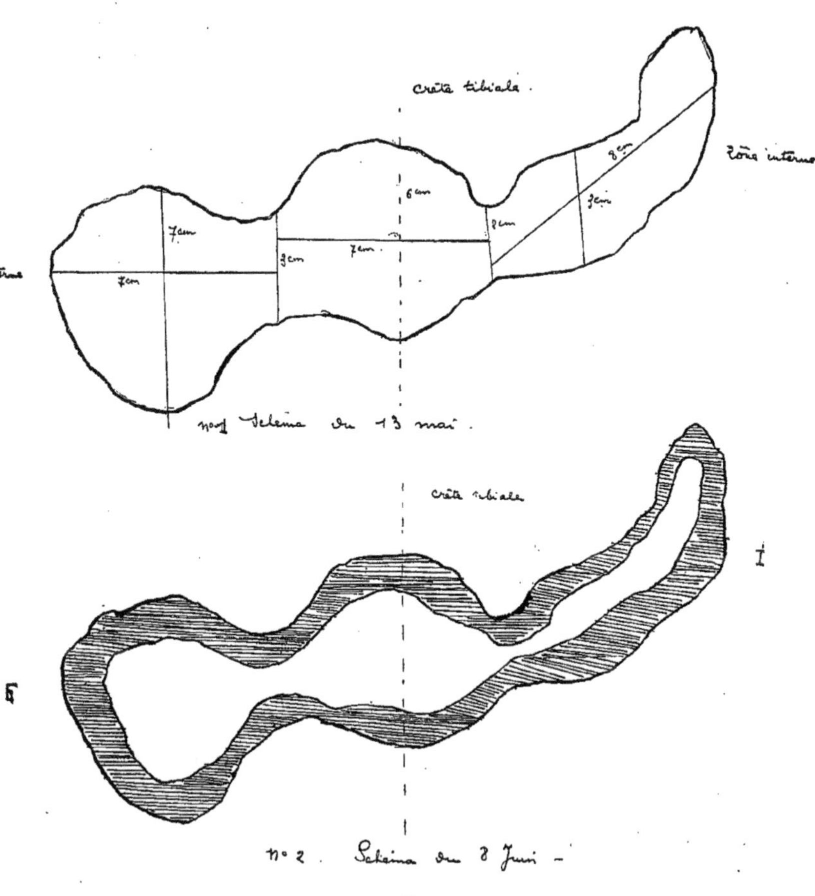

Fig. V

Observation VII. (*personelle*) — Ulcère supposé vu de face.

de fracture. Cette plaie, dont le malade ne s'occupe pas, guérit cependant. Trois mois après, elle réapparaît. Depuis 25
ans, cette plaie ne s'est jamais refermée, et s'ést agrandié :
(ulcère face interne de tibia le premier en daté dé 6 à 7 cm.
de diamètre). Il y a 4 ans, apparition d'un nouvel ulcère sur
la face externe de sa jambe, toujours au même niveau de l'ancien foyer de fracture. (6 cm. de de large et 5 cm. de haut).

Il y a deux ans apparition d'un troisième ulcère, qui siège sur
la crête tibiale, et réunit à la façon d'un pont les 2 ulcères pré-
cédemment décrits (dimension 5 fr.).

La malade a été soignée dans le service depuis son entrée par
des pansements au vin aromatique, des attouchements à la tein-
ture d'iode..

ETAT ACTUEL. — Ainsi que nous l'avons déjà dit, le malade est porteur d'un vaste ulcère variqueux à l'union du tiers
moyen et du tiers inférieur de la jambe droite.

Cette ulcère en forme de fer à cheval, a une courbure de
21 centimètres.

La branche latérale externe (ulcère externe) du fér à ché-
val, présente une hauteur de 7 centimètres, dans sa zone la
plus haute. Elle va en rétrécissant vers la crête tibiale (6 cm.,
3 cm.), point où elle s'unit à la zone intermédiaire. Largeur
7 centimètres environ.).

Quant à la zone intermédiaire, celle qui siège sur la crête
tibiale elle a environ 2 cm. de hauteur à son point d'union
avec l'ulcère qui occupe la face externe de la jambe, puis va
en s'élargissant 6 cm. sur la crête tibiale, se rétrécit à nouveau,
3 cm. de hauteur à son point d'union avec l'ulcère interne.
Largeur totale de cet ulcère 7 centimètres.

L'ulcère interne mesure 8 cm. de large, sur 3 centimètres de
haut.

Ce vaste ulcère présente des bourgeons mous, rouges, saignants, exubérants de distance en distance, et deci de là des
godets purulents. Aucun liseré épidermique. Tout au portoùr
de l'ulcère la peau est dure, épaissie, calleuse. Le membre
dans la portion qui siège au-dessous de l'ulcère, et un peu
au-dessus, est épaissi, légèrement éléphantiasique.

Suppuration assez abondante.

Le *13 mai*, nous commençons le traitement par l'ai chaud.

17 mai. — Les bourgeons qui étaient pâles deviennent rouges ,couleur framboise, et un liseré épidermique commence à apparaître au pourtour de l'ulcère.

22 mai. — Les bourgeons sont encore de la même couleur, le liseré s'accentue, et le pus diminue.

26 mai. — Etat stationnaire du pus.

L'ulcère externe s'est cicatrisé d'environ 1 centimètre.

L'ulcère intermédiaire s'est réduit également d'environ 1 centimètre de même que l'ulcère interne.

1er juin. — Le pus est toujours stationnaire, mais il aurait cependant tendance à diminuer. Nous pensons noter 1 cm. 1/2 de cicatrisation sur l'ulcère tout entier de la périphérie au centre depuis le commencement du traitement.

3 juin. — Le malade a été chauffé sans pansement, ni ouate protectrice. Le thermomètre est monté à 120 degrés; le malade n'a eu aucune brûlure.

8 juin. — Toujours un peu de pus. Depuis le début du traitement l'ulcère a diminué partout., dans toutes ses parties, de 2 centimètres. L'aspect de la plaie est très beau, et de jour en jour nous notons les progrès de la cicatrisation. Nous continuerons les séances d'air chaud au malade, et nous estimons que d'ici trois semaines il sera complètement guéri.

CONCLUSIONS

I. — Après tant de médications antérieures, il était légitime d'essayer de traiter les ulcères de jambe par l'air chaud. Ce n'est là au fond qu'une moderne façon d'utiliser la chaleur. Or il y a bien longtemps que les médecins ont eu l'idée d'employer cet agent physique pour la première fois, pour combattre cette affection. Donc, rien de nouveau dans ce monde. Le procédé *est peut-être moderne*, l'idée n'est *pas neuve*. C'est ce que nous croyons avoir établi nettement dans notre chapitre d'historique.

II. — Nous n'avons pas la prétention d'oser affirmer ici que l'air chaud est le remède rêvé, le remède idéal, spécifique du traitement des ulcères de jambe. Ce serait dire une chose que nous ne pensons nullement. L'air chaud *n'est pas cette panacée*. Toutefois nous n'hésitons pas à déclarer, que l'on peut en tirer d'excellents résultats, parfois, souvent même dans les cas, où toutes les autres médications essayées ont échoué.

III. — L'appareil avec lequel nous avons opéré, et que nous avons décrit, nous a paru tout à fait suffisant. Il est très simple.

Tout praticien, peut aisément le faire construire par un menuisier, il est d'un maniement facile, il est peu coûteux. Nous croyons avoir également indiqué la technique la moins compliquée, d'appliquer ce traitement. Après avoir reçu les indications de son médecin, il est peu de malades, qui ne puissent le faire eux-mêmes. Toutes ces conditions nous avons tenu à les réaliser pour tenter de vulgariser la méthode, et éviter qu'elle soit seulement un moyen entre les mains des spécialistes. En toute sincérité voici maintenant les résultats obtenus par cette simple méthode, que nous nous considérons en droit d'affirmer.

IV. — Après quelques applications d'air chaud les douleurs disparaissent dans les membres variqueux ; les malades qui n'osaient s'appuyer sur leur jambe, marchent bientôt et déclarent ne plus souffrir. Cette propriété analgénante de l'air chaud, à la température de 120°, qui est celle que nous obtenions en caisse rustique, est des plus remarquables. Cette disparition de douleurs existe dans tous les cas.

V. — L'air chaud diminue la suppuration de l'ulcère, mais le pus ne disparaît pas du jour au lendemain. On en constate de moins en moins dans les pansements, et quand l'ulcère est en bonne voie, on n'en trouve presque plus. La fétidité disparaît un peu plus rapidement, après 4 ou 5 jours de traitement il n'y en a généralement plus. Ces faits sont généraux.

VI. — Pour ce qui est de la cicatrisation de l'ulcère nous nous hâtons de dire, que tous les cas ne sont pas aussi heureusement influencés les uns que les autres. A côté de cas d'amélioration surprenante et dans le plus bref délai, il en est où l'air chaud ne réussit pas mieux que les autres médications. C'est à peine s'il modifie, dans ces cas malheureux, les bourgeons charnus (souvent ils sont exubérants), et s'il donne un coup de fouet à l'épidermisation. Nous estimons à 1 sur 5 la proportion de ces insuccès.

VII. -- Dans les cas heureux, l'ulcère se *déterge rapidement*, son *fond granule*, bourgeonne avec bel aspect, et après quelques jours de traitement apparaît à sa périphérie une pellicule épidermique blanc bleuâtre de cicatrisation. L'air chaud modifie également les parties adjacentes ; il en produit le « dégorgement » comme le disait jadis FAURE d'Avignon, de son « charbon ardent ». Parfois la cicatrisation s'opère par le mode sous crustacé. Les ulcères calleux, guérissent aussi bien peut-être mieux que les autres.

Les ulcères quand le traitement marche bien, se ferment vite, il faut de 12 à 15 jours en moyenne de traitement pour les ulcères qui ne sont pas très étendus (2 francs). Pour les ulcères qui s'accompagnent d'une grande perte de substance il est difficile de fixer exactement le temps nécessaire à la cicatrisation, ce qu'on peut dire, c'est que ce temps est en général proportionnel à l'étendue de l'ulcère, il dépend aussi des phénomènes plus ou moins graves de dermite qui y sont associés. Toutefois on peut cependant dire, que dans les cas invétérés, dans les cas d'ulcères étendus, où il y a ces phénomènes de dermites associés, au bout d'un mois, d'un mois et demi, le plus souvent l'ulcère est sinon guéri, du moins près de l'être.

VIII. — La *cicatrice obtenue est solide*. L'air chaud, au même titre que la chaleur rayonnante en un excellent agent keratogénique. Non seulement il active la prolifération des couches cornées, il en augmente encore la densité, l'épaisseur. Lorsque le malade sera guéri on pourra également lui conseiller d'exposer sa jambe une ou deux heures par jour aux rayons du soleil. Il consolidera ainsi la cicatrisation obtenue.

IX. — Ce traitement *ne nécéssite pas le repos*, surtout pour les ulcères de petites dimensions. Dans les ulcères très étendus avec phénomènes de dermite, nous le conseillons au début. Il ne pourra qu'être utile de pareil cas.

X. — Le traitement par l'air *chaud se suffit à lui seul.*

Point n'est besoin de pansements avec topiques, ni de traitement auxiliaire. Nous avons toujours pansé nos mala_ des, soit avec des compresses sèches, soit avec des compresses trempées dans l'eau bouillie et exprimées. L'idéal serait de posséder des cloches aseptiques en verre, dans lesquelles on disposerait le membre à sa sortie de l'étuve à air chaud. Elles pourraient servir à l'insolation du membre, et nous sommes persuadé, que l'on obtiendrait les meilleurs résultats de cette association du traitement par l'air chaud et par l'héliothérapie.

Nous nous empressons d'ajouter, que l'on peut à la sortie de l'étuve panser les ulcères avec des compresses trempées dans une solution de permanganate de potasse de concentration moyenne. On pourrait avoir recours également en même temps à la médication interne par l'iodure de potassium, ou encore aux injections de benzoate de mercure, si l'on avait quelque raison de soupçonner le syphilis. Ce seraient là assurément d'utiles adjuvants au traitement local par l'air chaud, qui ne feraient qu'amener plus rapidement la cicatrisation de l'ulcère.

Leporcq   4

XI. — Les contre-indications de ce traitement sont peu nombreuses. On n'a pas constaté d'accidents. Toutefois, nous n'en conseillons pas moins d'être prudent dans l'application du traitement chez les gens âgés, chez les cardiaques et les albuminuriques.

XII. — D'après toutes les considérations, qui précèdent, il est facile de voir que si l'air chaud n'est pas cette panacée attendue ce n'en est pas moins pour cela un excellent mode de traitement des ulcères de jambe. On peut en tirer le meilleur parti. Nous ne doutons pas, que la technique, que nous avons proposée, soit susceptible d'un grand nombre d'améliorations. Nous n'avons pas visé la perfection, nous n'avons cherché qu'à être simple et à mettre cette méthode à la portée de tous. Sans doute le traitement des ulcères de jambes est une méthode encore à l'étude, elle demande à être précisée, elle appelle d'autres expériences. Nous n'hésitons pas à déclarer en terminant ce travail, qu'elle nous apparaît à nous, comme une thérapeutique d'avenir, que nous y avons confiance qu'elle promet de belles espérances. La meilleure façon de s'en convaincre est de vouloir bien l'essayer.

INDEX BIBLIOGRAPHIQUE

CLASSIQUES. — Articles u'cères.

RECLUS. — Traité de chirurgie (1890). Article ulcères.

LE DENTU et DELBET. — Traité de chirurgie. Tome I. (1903).

E. RIST. — La pratique dermatologique. Tome IV. Ulcères.

J. DARIER. Précis de dermatologie.

BAUDOUIN. — Le traitement des ulcères de jambe dans les hôpitaux de Paris. Semaine médicale 1894. Annexes page 242.

RÉMY. — Traitement des varices et des ulcères variqueux. 6ᵉ congrès français de chirurgie. Séance du 23. Avril 1892.

E. DIVES. — Du chlore à l'É at gazeux dans le traitement des ulcères de jambe. Société clinique de Londres. 23 mai 1884.

EDINGER. — Du massage dans le traitement des ulcères variqueux Thèse de Bordeaux. 1893.

MAYLARD. — Traitement des ulcères de jambe par le massage. Glascow médical. Journal. 1891, page 44.

J. MANZIES. — De l'emploi local de l'extrait de corps thyroïde dans les ulcérations d'origine diverses. Londres 1894.

HAMMES. — Sur l'influence de la lumière sur la peau humaine (2ᵉ congrès de la société allemande de dermatologie. Liepzig (1891).

BERGER. — Ulcères rebelles de jambe guéris par la transplantation de lambeaux. Société chirurg. 28. Juillet. 1891.

CERNÉ. — Cure radicale des varices pour ulcères de jambe. Société de chirurgie 25. Novembre 1891. (Rapport de Quénu).

SOCIÉTÉ DE CHIRURGIE. — Séance du 6 décembre 1891. Traitement et pathogénie des ulcères variqueux. Discussion.

ESTIENNY. — De la ligature de la saphène interne dans la cure chirurgicale de varices et des ulcères. Thèse de Toulouse. 92-93.

GÜNTHER. — Du trait. des ulcères de jambe. Anal. in Sem. Médicale, 1894. — Annexes, page 38.

CHARRANDE. — De la ligature et de la résection de la veine saphène interne dans le traitement des varices. Th. de Paris, 16 nov. 1892.

CORDEBART. — Traitement des varices et de l'ulcère variqueux par la ligature et la résection de la saphène interne. Thèse de **Paris**, **24** mai 1894.

REBOUL. — Traitement des ulcères variqueux. *Anal. in sem. Med.*, 1892. Annexes 142.

BOWLES. — *Des effets des rayons solaires sur la peau.* Monatschr f. prakt. dermatol. 1er janvier 1894.

KRITSCH. — Traitement des ulcères de jambe par la compression élastique au moyen de l'éponge. Analyse. *In Sem. Med.* 1894. Annexes page 218.

TRIPIER. — *Contribution à l'étude des ulcères variqueux.* Thèse de Paris, 1890.

ARCHAMBAUD. — *Ligatures des veines saphènes dans le traitement des varices et de l'ulcère variqueux.* Thèse de Paris, 1891.

GILLES DE LA TOURETTE. — De la guérison des grands ulcères de jambe par la pulvérisation phéniquée. *Revue de chirurgie*, 1886, p. 568.

BAYNTON. — Descriptive account of a new method of treatings old ulceri in the legs. Londres 1797.

SAPPEY. — *De l'ulcération et des ulcères.* Thèse agrég. Paris, 1841.

QUÉNU. — Etude sur la pathogénie des ulcères variqueux. (*Revue de Chirurgie*, 1882.

GILSONS. — *Ulcération ulcere.* Nouv. dict. de méd. et de chir. Tome 37 1885.

ARNOLD. — *Contribution à l'étude du traitement des ulceres* par l'électricité. Thèse de Paris, 1877.

UNNA. — Traitement des ulcères de jambe [par la méthode de Unna. *Anal. un Sem. med.* 1800 Annexes page 106.

BLANC. — (Romain. P. A). — *Du traitement des ulcères variqueux* par le sulfate de cuivre. Paris, 1888, 50 d. 4 novembre 1889.

DELAGENIERE. — Des greffes cutanés épidermiques dans le traitement de plaies ulcérées. *Gaz. des Hôpitaux.* Paris 1848.

JANSELME — (E.). — De l'ulcère de jambe, des lésions qui l'accompagnent et de celles qui le suivent. *Gaz. Hôp.* Paris 1888.

FAYAU. — Traitement des ulcères de jambe par l'opium *Med times and Gaz* 1867.

ELIE VAUGRENTE. — *Essai de traitement méthodique et rationnel des ulcères de jambes.* Thèse de Paris 1894, (Bibliogr. très abondante),

MARQUANT. — *Traitement des ulcères de jambe par l'effluve électrique* Thèse de Lille, 1894.

E. BODIN. — Traitement des ulcères de jambe. Le Journal «*La Clinique* » 22 avril 1910.

SOCIÉTÉ DE MÉD. DE GAND. — *Traitement d'un ulcère variqueux de jambe par les bains de vapeur* (Valke). Janv. Mai 1908.

FAURE (J. FRANÇOIS). — « Sur l'usage de la chaleur actuelle dans le traitement des ulcères ». Tome V des mémoires de l'Académie royale de chirurgie.

STÉPHANON. — Des applications locales de la chaleur, comme moyen de traitement des ulcères. Anal. in, Sem, mad. 189), Annexes page 170. et Bull., général de méd. 1891.

J. GUILLOT. — Traité de l'Incubation et de son influence thérapeutique. 1840.

HOLLŒENDER. — Traitement du lupus vulgaire par les courants d'air chaud. Presse médicale 1897.

L. MAC-AUDIFFE. — La Thérapeutique physiqve d'autrefois 1905, Nasson éditeur.

BIER. — Hyperhémie et son action thérapeutique. Traduction d'Alfred Machand.

DAUBAN E. — Conribution à l'étude de l'air sec en dermatologie. Paris. A. Michalon. 1902, 8, 487.-48 p.

JAYLE. — L'aérothermothérapie. Presse méd. 1898.

DELHERM ET LAQUERRIERE. — Gazelle des hôpitaux 1903.

DAUSSET. — Air sec et massage. Clinique médicale. Paris 1908.

BONAMY MAROT VIGNAL. — Société médicale des hôpitaux. 3 avril 1908. Communication sur « quelques cas de gangrène diabétique guéris par air chaud à haute température et haute pression. »

RICARD. — Cinq cas de gangrène diabétique traités par air chaud. Bull. sociéte de chirurgie. Février 1909.

BENSAUDE. — Traitement par l'air chaud de malades présentant le syndrome de Raynaud. Bull. soc. anecd. des hôpitaux 1909.

DIEULAFOY. — Compte rendu de l'Académie de Médecine, séance du mardi 15 février.

MOUGEOT L. DURELY. — « Les agents physiques usuels » Bibliothèque de thérapeutique clinique. Martinet. Voir article. thermotérapie.

ROUTIER. — Ulcérations trophique guéris par l'air chaud Bulletin et mémoires clinique de la Société de Chirurgie, 25 mai 1900, n° 18 page 611.

GAUCHER. — Guérison d'un cas de gangrène de la verge. Annales de dermatologie et sypéligraphie 1909.

Dr H. ROGER. — La thermothérapie localisée (Bains d'air chaud) dans les affections à des membres particulièrement en chirurgie Gaz. Hebd. des sciences méd. de Bordeaux. 3 Avril 1910.

L. DUREY. L'air chaud thérapeutique. Les appareils nécessaires Press. Méd. 1908 page 80.

Technique des applications, page 112 In. Presse méd. 1903.

Laquerrière et Dausset. — Les résultats actuels de notre expérimenta.
tion au moyen de la douche d'air chaud. Société de thérap. 28
oct. 1908 compte rendu presse méd. 1908 page, 710.

Dausset et Laquerrière. — Traitement par la douche d'air chaud dans les
plaies suppurantes. Société de médecine de Paris 13 novembre
1908. Compte rendu en Presse méd. page 751 1908.

Zanibani. — Action thérapeutique des applications locales chaudes (4ᵉ
congrès international de thérapeutique physique 16 octobr 1907
D'après le Rivista international di terapia fisica nᵒ 3,1ᵉʳ mars 1908
page 54).

Congrès de physiothérapie, tenus jusqu'à ce jour. Voir compte rendu
des journaux médicaux.

P. Ravaut. — L'air chaud en thérapeutique dermatologique. Annales de
dermatologie et de syphiligraphie, nᵒ 3, 1910.

P. Marquis. — Les applications chirurgicales de l'aérothermothérap'e.
Thèse de Paris. (Mars, 17), 1910.

G. Nobl. — Le syndrome variqueux. Der Varicose symptomencompley.
(Phebechtasie.Shaaungs derma'ose. Ulcuscrus.Sbine Grundlagen
et Behandlung Urban et Schwarzenberg Editeurs, 1910.

ANGOULÊME

Imprimerie L. COQUEMARD et Cⁱᵉ

www.ingramcontent.com/pod-product-compliance
Ingram Content Group UK Ltd.
Pitfield, Milton Keynes, MK11 3LW, UK
UKHW020037100726
13658UKWH00003B/1384